DES

ÉRYTHÈMES PAPULEUX FESSIERS

POST-EROSIFS

PAR

M. L. JACQUET

INTERNE A L'HOPITAL DES ENFANTS-ASSISTÉS.

PARIS

G. STEINHEIL, LIBRAIRE-ÉDITEUR

2, RUE CASIMIR-DELAVIGNE, 2

1886

DES

ÉRYTHÈMES PAPULEUX FESSIERS

POST-ÉROSIFS

DES

ÉRYTHÈMES PAPULEUX FESSIERS

POST-EROSIFS

PAR

M. L. JACQUET

INTERNE A L'HOPITAL DES ENFANTS-ASSISTÉS.

PARIS

G. STEINHEIL, LIBRAIRE-ÉDITEUR

2, RUE CASIMIR-DELAVIGNE, 2

1886

DES

ERYTHÈMES PAPULEUX FESSIERS

POST-ÉROSIFS

Les érythèmes fessiers sont, chez les enfants, d'une telle fréquence et d'une telle variété d'aspects, certains d'entre eux sont si difficiles à distinguer de la syphilis, que leur morphologie doit être fixée avec toute la précision possible.

Parrot a consacré à leur étude (1) son remarquable talent d'observation et de description. Mieux que ses devanciers, il a indiqué l'apparition sur le fond érythématheux diffus, de petites et fines vésicules (*érythème vésiculeux*), la desquamation, les érosions et parfois même les ulcérations qui leur font suite.

En outre, il décrit comme variété spéciale l'*érythème papuleux* (2).

Ce dernier est ici spécialement visé : il peut donner, il donne effectivement, parfois, l'illusion d'un exanthème spécifique, et malgré la lumière qu'il a jetée sur ce sujet, il arrivait à Parrot lui-même, nous disait récemment un de ses anciens internes, d'hésiter à incriminer ou à innocenter la syphilis.

Plus tard, d'ailleurs, son opinion s'accentua davantage, et il arriva à considérer comme spécifique l'*érythème papuleux*, qu'il croyait d'abord être du domaine de l'athrepsie. On en jugera par la citation ci dessous, extraite d'une de ses leçons :

« L'examen minutieux du petit malade me fit reconnaître deux lésions que j'avais appris à regarder comme ne pouvant être produites que par la syphilis héréditaire ; c'étaient, sur

(1) *L'athrepsie*, p. 99.

(2) *Loc. cit.*, p. 103.

les lèvres, des fissures très peu profondes, il est vrai, mais très nettes, et au pourtour de l'anus, ainsi que sur la partie voisine des fesses, une éruption de petites plaques légèrement indurées, luisantes et différant de l'*érythème athrepsique en ce que celui-ci est essentiellement constitué par de petites vésicules qui s'affaissent, se desquament, et ne laissent à leur suite aucune induration* (1). »

Ainsi, pour Parrot, l'érythème simple ne peut, en aucun cas, laisser d'induration à sa suite. Nous avons pu, après avoir observé un grand nombre d'éruptions de ce genre dans le service de notre savant maître M. le Dr Sevestre, acquérir une conviction opposée : il existe chez les enfants, athrepsiques ou non, des érythèmes franchement papuleux, ne relevant pas de la syphilis. *Leur genèse est absolument spéciale.* En voici un exemple typique :

Observation I. — *Exanthème papuleux post-érosif.* — Ourset (Camille), née le 24 mars 1885, reçue à la crèche le 25 juin, est une enfant très vigoureuse, en excellent état.

Elle offre, à la région fessière, un assez grand nombre d'érosions, reliquat d'un érythème vésiculeux récent ; actuellement, pas de vésicules en activité. Dans l'intervalle des lésions, légère suffusion rouge sombre des téguments.

Les érosions siègent :

1° Sur les bords du sillon interfessier et des deux plis fessiers. La marge de l'anus est saine.

2° Sur la convexité des fesses et des cuisses, groupées au centre de ces régions.

3° Sur les bords des plis poplités et sur la convexité des mollets.

Toutes sont régulièrement circulaires, du diamètre d'une lentille environ, un peu déprimées au-dessous de la surface épidermique.

Leur fond est constitué par le derme à nu, rouge vif, presque saignant.

Pas d'autres lésions.

L'enfant est confiée à une nourrice.

Le lendemain, la sœur de la crèche me prie de revoir un des nourris-

(1) *Progrès médical*, 1880, p. 579.

sons examinés la veille, parce que, me dit-elle, « c'est bien papuleux ». L'enfant en question, que je ne reconnais pas tout d'abord et que je déclare même n'avoir pas encore vue, tant l'aspect est changé, est, en effet, porteur d'une éruption papuleuse des plus nettes. *Les éléments occupent exactement* les points précédemment indiqués. Ils sont d'un rouge sombre ou violacé, tous isolés, parfaitement circulaires. Leur saillie est très appréciable, régulièrement décroissante, du centre, où elle est d'un millimètre environ, à la périphérie.

L'épiderme qui les recouvre est très mince, lisse, comme vernissé. Pas trace de desquamation, d'érosion, de suintement.

Quelques-unes des papules offrent sur toute leur périphérie un fin plissé épidermique très régulier. Pas de collerette.

L'examen le plus attentif ne révèle aucun phénomène d'ordre spécifique : coryza, alopécie, fissures labiales, etc.

L'enfant est des plus vigoureuses.

Malgré tout, on l'envoie à la nourricerie des syphilitiques, sans traitement.

28 juin. L'éruption s'est un peu affaissée.

1er juillet. Les papules ne sont plus perceptibles à gauche. A la fesse droite elles existent encore, mais pâlies et affaissées.

Pas de poussée nouvelle.

Quelques érosions superficielles et irrégulières au niveau de la marge de l'anus.

L'état général est bon.

Le 4. Plus rien. Un peu de muguet ; diarrhée légère.

Le 9. Érythème fessier simple, diarrhée, vomissements. On donne une nourrice à l'enfant.

Le 20. Les troubles digestifs s'étant amendés, elle est envoyée à la campagne (1).

Ainsi donc, *du jour au lendemain*, des érosions sont devenues franchement saillantes, rouges, dures, luisantes, ont revêtu, en un mot, les caractères de la syphilide papuleuse jeune. Aussi le diagnostic eût-il pu être hésitant, si nous

(1) Nous avons fait demander des nouvelles de cette enfant. D'une lettre en date du 18 décembre 1885, il résulte qu'elle n'a eu qu'un peu de diarrhée au mois d'août. Actuellement, « *c'est une belle enfant, dans toute l'acception du mot.* »

n'avions pas *assisté, pour ainsi dire*, à cette papulation d'origine spéciale, *post-érosive*, si on veut nous passer ce néologisme. Sans doute, le porteur des lésions était vigoureux, ne présentait aucun des stigmates de la vérole héréditaire ; sans doute, l'éruption était strictement localisée aux parties postérieures, la coloration d'un rouge sombre ou violacé ; l'hésitation, peut-être même l'erreur, eussent, malgré tout, été possibles. Est-ce chose rare qu'une manifestation unique de la maladie? Ne voit-on pas des syphilides régionales, *disciplinées*, a dit excellemment le professeur Fournier ? La coloration n'est-elle pas un signe diagnostique infidèle ? Et cela, particulièrement aux membres inférieurs, où, comme l'a remarqué Legendre (1), la couleur cuivrée est souvent remplacée par une coloration violacée en rapport avec la stase du sang et l'éloignement du centre circulatoire. Au surplus, qu'on lise la description que donnent de la syphilide lenticulaire MM. Paul et Emile Diday (2), dans leur article, si remarquable d'ailleurs, du *Dictionnaire encyclopédique*, et l'on verra s'il n'y a pas matière à confusion.

« La syphilide lenticulaire n'est qu'une variété de la syphilide en plaque, dont nous devons par conséquent la rapprocher au point de vue graphique, quoiqu'elle s'en éloigne par l'époque de son apparition. Presque toujours elle *guérit spontanément*, et avec elle s'éteint d'une manière plus ou moins définitive, l'activité diathésique. *Elle consiste en saillies lenticulaires demi-sphéroïdales, aplaties, violacées, à la surface desquelles l'épiderme est aminci, lisse, luisant, rarement excorié et suintant. Elle se développe exclusivement sur les fesses, les cuisses et le mollet, où elle forme des ilots séparés par les plis naturels de la peau, qui en sont toujours exempts. Le maximum de l'éruption est toujours au centre de ces régions, d'où elle va en s'atténuant jusqu'à leurs limites*. Fréquemment aussi, les taches sont confluentes au pourtour de l'anus, sur le scrotum et les grandes

(1) Barthélemy. *Dict. Jaccoud*, art. SYPHILIDES, p. 453.

(2) *Dict. encycl. des sc. méd.*, art. SYPHILIS CONGÉNITALE, p. 590.

lèvres, où elles atteignent parfois une étendue considérable. »

Cette description nous semble répondre absolument à l'éruption spéciale dont notre observation I est un exemple frappant. Quelques traits manquent au cas en question, comme les excoriations et le suintement possible des saillies, leur existence sur le scrotum, sur les grandes lèvres et au pourtour de l'anus.

Certaines de nos observations, évidemment analogues à la précédente, réunissent ces caractères joints à quelques particularités que nous indiquerons plus loin. Aussi n'hésitons-nous pas à croire que la syphilide lenticulaire, telle qu'elle est décrite ci-dessus (1), n'est probablement qu'une éruption non spécifique, rentrant dans le cadre des exanthèmes que nous étudions ici, c'est-à-dire dans l'*érythème papuleux* de Parrot.

Pourtant, certaines divergences existent entre notre conception de l'érythème papuleux et la description qu'en a donné cet éminent et regretté maître. Sans parler de la genèse si spéciale dont il ne fait pas mention, il dit n'avoir jamais rencontré cet érythème chez les enfants de belle apparence : « *tous avaient quelque marque cachectique* ». Cette opinion nous paraît trop absolue. Sans doute, comme on le sait, la papulation légère, les semis papuleux, mêlés à la rougeur diffuse, aux vésicules et aux érosions post-vésiculeuses, se montrent fréquemment chez les enfants cachectisés ; mais les exanthèmes papuleux types, tels que ceux de notre observation I et des deux suivantes, ne peuvent guère apparaître que sur des enfants vigoureux.

Et cela s'explique : plus le derme dénudé par l'érosion sera vif, bien irrigué, succulent, pour ainsi dire, plus le bourgeonnement dermique, et partant, l'hypertrophie papulaire seront nettes. Pour nous, on le voit, l'érythème papuleux *non spéci-*

---

(1) Telle qu'elle est décrite ci-dessus, disons-nous : car, si l'on se rapporte à l'excellent article de Barthélemy (*Dict. Jaccoud*, art. SYPHILIDES, p. 453), on verra, presque sous la même rubrique (syphilide papuleuse lenticulaire ou nummulaire), une description qui ne saurait prêter à aucune équivoque.

fique n'existe probablement pas en tant qu'érythème spontané ; il est toujours consécutif aux érosions de l'érythème vésiculeux. Maintes fois, nous avons pu, après notation exacte des lésions érosives, en constater le lendemain ou les jours suivants l'hypertrophie dermique cicatricielle *franchement papuleuse*.

Mais il est rare que l'on assiste d'une façon très nette à la succession de la poussée papulaire aux petits ulcères dermiques. Dans la majorité des cas que nous avons observés, c'est en comparant les caractères de l'éruption à ceux de l'observation I que nous avons pu les rapporter avec certitude au même processus ; ce dernier part de l'érosion dermique pour aboutir à la papule.

Mais il y a les degrés intermédiaires, pouvant ne pas être dépassés , or, les diverses étapes se montrent, le plus souvent, réunies chez le même sujet, d'où l'aspect polymorphe des lésions. Et voici quel est, dans son ensemble, la marche et la physionomie du processus : les vésicules restées sur le fond érythémateux évoluent sous l'influence de conditions diverses, de façons fort variables ; le plus souvent, comme le dit Parrot (1), « elles se dessèchent très rapidement et, à leur niveau, se fait une desquamation épidermique en forme de collerette rappelant celle que produisent les sudamina ». Si, au contraire, elles éclatent, le derme dénudé, baignant dans les liquides excrémentitiels, réagit selon des modes divers, suivant que l'érosion s'est plus ou moins agrandie, qu'il y a entamure dermique plus ou moins profonde, suivant aussi le degré des soins de propreté, la qualité des humeurs, etc.

1° Il y a cicatrisation presque immédiate; un épiderme lisse, rouge cerise, recouvre l'érosion ; pas de saillie.

2° Le derme se tuméfie légèrement, les bords surtout sont saillants, l'épiderme en est rouge violacé ; le centre, au contraire, est luisant, rouge vif, parfois un peu suintant. Il y a papulation incomplète.

---

(1) *Loc. cit.*

3° Il y a papule lisse, rouge sombre, assez dure, reproduisant exactement les dimensions et la forme de l'érosion mère. Celle-ci a pu rester circulaire ou s'accroître irrégulièrement, ou encore deux ou plusieurs petits ulcères voisins ont pu fusionner. Il est clair que l'hypertrophie papuleuse, si elle survient, sera calquée sur la forme des ulcères.

Ajoutons qu'il n'est pas rare de constater, rayonnant autour de la papule, un fin plissement de l'épiderme ; à la périphérie de l'ulcération, il y a eu cicatrisation sans saillie, tandis que le centre, régulièrement tuméfié et sous-tendant en quelque sorte l'épiderme nouveau, le force à se plisser autour de lui.

Telles sont les diverses variétés qu'on observe isolées ou associées. La fréquence en est très grande, mais leur peu d'accentuation et leur polymorphisme préviennent d'ordinaire toute confusion. Il n'en est pas de même, on l'a vu, quand la forme papulaire est pure.

Nous citerons encore deux faits analogues, mais avec quelques caractères spéciaux.

Observation II. — *Exanthème papuleux post-érosif à poussées successives.* — Fandon (Louis-Léon). Né le 19 juillet 1885. Entré le 1er octobre 1885.

Cet enfant est fort, en très bon état.

Les lésions qu'il présente siègent aux fesses, à *la partie postérieure* des cuisses et des jambes et au scrotum.

Aux fesses : saillies nummulaires, rouge sombre, assez dures, isolées sauf sur les bords du sillon interfessier où elles se confondent en formant deux saillies allongées, à limites irrégulières, occupant toute l'étendue des bords de la rainure interfessière.

Autour de la marge de l'anus, quelques excoriations du diamètre d'une lentille qui ne tarderont probablement pas à devenir papuleuses.

Aux cuisses : il existe seulement deux ou trois saillies régulièrement circulaires et franchement accusées. Semis papuleux formé de petites saillies irrégulieres d'un rouge vif. Quelques érosions dermiques.

Aux jambes, mêmes lésions, moins accentuées.

Scrotum : la peau de son extrémité libre est rouge, tuméfiée ; on y voit quelques exulcérations rouge vif, recouvertes d'un épiderme mince.

Rien sur le reste du corps. Ni coryza, ni fissures labiales, ni déformations osseuses, alopécie, etc. Pas de traitement.

4 octobre. Les formations papuleuses ont subi un léger degré d'affaissement. A la région péri-anale les érosions sont toujours à vif. État général satisfaisant.

Le 7. *L'hypertrophie papulaire* s'est effectuée à la région anale ; *elle a presque disparu* sur le reste des téguments.

Le 10. Il n'y a plus rien nulle part, sauf quelques macules violacées ou brunâtres aux points occupés par les lésions.

Le 15. A la région fessière, rougeur intense depuis la veille ; tuméfaction des téguments. Sur ce fond érythémateux apparaissent de fines vésicules à contenu légèrement louche, très nombreuses, presque cohérentes.

Le 17. La poussée vésiculeuse nouvelle s'est excoriée, mais les érosions sont très petites et très superficielles. Toutes sont recouvertes, sans saillie aucune, d'une mince pellicule épidermique qui laisse voir leur coloration rouge sang.

Le 20. Tout a disparu.

Nous avons reproduit cette observation sous ses traits principaux, parce qu'elle est un exemple d'érythème papuleux post-érosif, polymorphe et à poussées successives dont l'une n'a pas abouti à la papulation. Dans ce cas on ne pouvait songer à incriminer la syphilis (1). Il en est tout autrement dans le fait suivant que nous résumons.

Observation III. — *Exanthème papuleux secondaire en nappe et à bords polycycliques.* — Boutin (Marie-Constance), née le 15 août 1885. Entrée le 12 novembre suivant.

Enfant vigoureuse. Aucune trace d'affection diathésique. Il existe à la région péri-anale une nappe formée de saillies confluentes, que la palpation permet de distinguer les unes des autres.

Cette nappe occupe toute la marge de l'anus en la débordant et empiétant sur la face postérieure des fesses de 2 ou 3 centimètres. Elle

(1) L'enfant qui fait le sujet de cette observation est encore aujourd'hui à la nourricerie des Enfants-Assistés. Son état général est bon ; aucune manifestation nouvelle ne s'est produite.

s'y limite par des bourrelets très nettement saillants, à bords polycycliques, dessinant trois ou quatre demi-cercles de 1 centimètre de rayon environ. La couleur générale de la nappe papuleuse est d'un rouge pâle, un peu plus foncé par places. Il n'y a ni érosions, ni suintement à la surface.

A la partie postérieure des fesses et des cuisses on ne voit qu'un semis papuleux formé de petits éléments assez irréguliers ; cependant au centre de la cuisse gauche se dégage nettement une papule un peu plus grosse qu'une lentille, rouge sombre, d'aspect vernissé, très régulièrement arrondie et assez dure ; à sa périphérie se voit un fin plissement rayonné de l'épiderme.

Rien sur le reste du corps. Aucun phénomène spécifique. L'état général est excellent. Pas de traitement.

15 novembre. *Tout a disparu :* il reste seulement quelques macules violacées.

Le 26. Un groupe d'excoriations nummulaires s'est montré sur la partie droite de la marge de l'anus ; deux d'entre elles ont les dimensions d'une lentille.

Le 29. A la place des excoriations, papulation légère, peu colorée, mais bien nette. Le surlendemain disparition de ces saillies.

16 décembre. L'enfant est morte « *subitement* » dans la nuit. Depuis la veille au soir elle avait été prise de « *hoquets et de sifflements* ». Jusqu'à cette date l'état général s'était maintenu excellent; l'enfant avait bonne mine et augmentait régulièrement de poids.

A l'autopsie, pratiquée le lendemain, nous pûmes reconnaître quelques noyaux de broncho-pneumonie disséminés à la partie postérieure des deux poumons. Dans les bronches et la trachée, *liquide épais légèrement spumeux*, assez abondant.

Les autres viscères sont absolument sains ; le *foie* est de dimension et de coloration normales, sans trace de cicatrices, de sclérose ou de néoplasies quelconques.

Les reins, les capsules surrénales, la rate, le tube digestif n'offrent rien de particulier.

Le thymus, sans paraître altéré organiquement, est de volume notablement exagéré. Le système osseux est sain.

L'intérêt de cette observation réside dans la confluence des éléments, simulant la lésion décrite par le professeur Fournier sous le nom de syphilide papuleuse en nappe, ainsi que dans la disposition circinée de ses limites. On sait quelle importance attachent les syphiligraphes à la disposition polycyclique des éléments éruptifs. Dans le cas qui nous occupe, en dépit de cette apparence, nous avons résolûment repoussé la syphilis, nous basant sur l'intégrité absolue du reste des téguments, sur l'absence d'autres signes révélateurs de la diathèse, sur l'existence du semis papuleux des cuisses *et surtout de la papule isolée à plissement épidermique rayonné*, qui était évidemment cicatricielle. Nous avons été confirmé dans cette opinion par la disparition complète *en trois jours*, et sans traitement, de la nappe éruptive, par la seconde poussée survenue quelques jours plus tard sous nos yeux et visiblement post-érosive, enfin, par l'autopsie.

L'exanthème peut ne pas être simplement papuleux : si les saillies surviennent très rapidement après la vésiculation de l'érythème, elles sont en effet partiellement recouvertes de petites squames produites par le déssèchement de l'épiderme soulevé ; l'aspect de l'élément rappelle alors, d'une façon grossière du reste, celui de la syphilide papulo-squameuse.

D'autres fois, nous l'avons déjà dit, le centre de la papule est érodé, un peu suintant, soit qu'il y ait eu saillie du derme seulement à la périphérie, soit qu'il y ait eu érosion de la papule après sa formation. Cet état de la papule secondaire est le parallèle de celui qu'on rencontre dans la syphilide papulo-érosive.

Enfin, l'érythème papuleux revêt en certaines régions des caractères spéciaux ; à l'extrémité libre du scrotum, siège fréquent d'excoriations, il est très rare qu'on observe une papulation ; l'érythème y détermine souvent des ulcères dermiques irréguliers, entourés d'une tuméfaction œdémateuse parfois assez considérable.

La partie juxta-anale des grandes lèvres est aussi souvent atteinte : on y voit les exulcérations occupant cette partie en contact avec les langes souillés, surtout chez les enfants *amaigris*, cachectiques, dont toute la région périnéale est sur le même plan que les saillies ischiatiques. C'est dans ces conditions que l'anus, le périnée et la partie inférieure de la vulve, sont fréquemment exulcérés.

Nous avons vu ainsi dans un cas une hypertrophie papuleuse survenant, donner à cette dernière région l'aspect boursouflé qu'elle revêt parfois quand elle est le siège de syphilides non érosives. Chez les enfants vigoureux à ischions bien fournis de muscles, la région ano-périnéo-vulvaire reste au contraire à l'abri des contacts irritants, de là son immunité fréquente.

Résumons-nous et concluons :

1° L'érythème papuleux simple existe.

Il est le plus souvent, pour ne pas dire toujours, consécutif aux érosions de l'érythème vésiculeux et provient du bourgeonnement du derme dénudé et irrité.

Le nom d'érythème papuleux post-érosif le définit assez exactement.

2° Il siège à peu près exclusivement aux fesses et aux régions postérieures des membres inférieurs.

Il s'observe le plus souvent chez les athrepsiques : il est alors formé d'éléments irréguliers, peu saillants, entourés d'érosions, le tout sur un fond d'érythème diffus plus ou moins marqué. En ce cas il est aisément distingué des éruptions de la syphilis congénitale.

Plus rarement, et de préférence chez les enfants vigoureux, il peut simuler une syphilide papuleuse discrète (obs. I) : une syphilide papuleuse en nappe (obs. III).

3° Il s'en distingue par son origine spéciale, par l'existence fréquente d'un *plissement épidermique rayonné* bien différent de la collerette de Biett, autour de quelques éléments papuleux; par l'apparition ultérieure de poussées vésiculeuses nouvelles qui peuvent à leur tour s'exulcérer et subir l'hypertrophie papulaire.

Ajoutons qu'il peut évidemment apparaître chez les enfants infectés au même titre que chez les enfants absolument indemnes de syphilis.

Paris. — Typ. A. Parent, imp. de la Fac. de méd. A. DAVY, succ.
52, rue Madame et rue Corneille, 3,

G. STEINHEIL, Éditeur, 2, rue Casimir-Delavigne, Paris.

En Vente

THESES D'AGRÉGATION

(concours 1886)

DUBREUILH

DES IMMUNITÉS MORBIDES

Prix.............................. 5 fr.

MOUSSOUS

DE LA MORT CHEZ LES PHTISIQUES

Prix.............................. 4 fr. 50

H. WEBER — *Traitement de la phtisie par l'hygiène et le climat.* Conférences faites au collège royal des médecins de Londres, traduites par le docteur Brachet, d'Aix-les-Bains. Prix .... 1 fr. 50

A. BROCA, ancien interne des hôpitaux. — *Lésions cutanées des membres variqueux* (Eczéma, Syphilis, Ecthyma), 237 pages, Prix.............. 6 fr. »

L. PERRIN, ancien interne des hôpitaux. — *De la Sarcomatose cutanée*, 295 pages et planche lithographiée en 4 couleurs. Prix.................. 6 fr. »

MOREL-LAVALLÉE, ancien interne des hôpitaux. — *De la Symphyse cardiaque.* Prix .... 4 fr. »

H. SCHAFIER, ancien interne de l'hôpital Rothschild. — *Etudes cliniques sur les maladies des femmes.* Prix.............................. 5 fr. »

J. MANRIQUE. — *Opération d'Alexander* (Raccourcissement des ligaments ronds. 160 pages. Prix .... 5 fr. »

P. DALCHÉ, ancien interne des hôpitaux. — *De l'Ovarite* (prix Duparcque) Prix.............................. 3 fr. »

PINARD, professeur agrégé à la Faculté, accoucheur de l'hôpital Lariboisière, et VARNIER, interne du service. — *De l'irrigation continue comme traitement prophylactique et curatif des infections puerpérales.* Grand in-8 avec 16 tableaux de température et 2 héliogravures. Prix.............. 5 fr. »

A. POUPON, ancien interne des hôpitaux. — *Des pseudo-étranglements par péritonite primitive.* Prix.............................. 4 fr. »

DENUCÉ, ancien interne des hôpitaux. — *Pathogénie et anatomie pathologique de l'érysipèle.* Prix .... 5 fr. »

P. JARDET, ancien interne des hôpitaux. — *Des lésions rénales consécutives à la lithiase urinaire.* Prix.............................. 3 fr. »

MONNIER, ancien interne des hôpitaux. — *Physiologie du membre inférieur.* Etude sur la coxalgie, avec six figures. Prix .... 3 fr. »

DESCHAMPS, ancien interne des hôpitaux. — *De la péritonite périhépatique enkystée* 200 pages. Prix.............................. 5 fr. »

MARCIGUEY, ancien interne des hôpitaux. — *Régénération des nerfs périphériques.* Prix.............................. 2 fr. 50

BOURSIER, ancien interne des hôpitaux. — *De la tuberculose de la vessie.* Prix.............................. 4 fr. »

BESNIER. — *De la revaccination des jeunes sujets.* Prix .... 1 fr. »

BARRAUD. — *Traitement du bec de-lièvre congénital.* Prix....... 1 fr. »

LATOUCHE, ancien interne des hôpitaux — *Des ruptures du périnée et de leur traitement.* Prix.............................. 2 fr. 50

TERRILLON. — *Note sur les kystes para-ovariques et leur traitement.* Prix.............................. 1 fr. »

HERBLAND-MORIN, ancien interne des hôpitaux — *Variété d'exanthème observé dans l'embarras gastrique aigu* Prix.................... 1 fr. 50

COURTADE, ancien interne des hôpitaux. — *Polypes papillomateux des voiles du palais* Prix.............................. 1 fr. 50

H. VARNIER. — *Des cystocèles vaginales compliquées de calculs.* Figures et deux planches lithographiées. Prix.............. 2 fr. 50

HITIER. — *De l'amblyopie liée à l'hémianesthésie.* 10 figures. Prix.. 3 fr. »

Paris. — Typ. A. PARENT, A. DAVY, succ., imp. de la Faculté de médecine,
52, rue Madame et rue Corneille, 3

www.ingramcontent.com/pod-product-compliance
Lightning Source LLC
LaVergne TN
LVHW052035160826
845678LV00003B/1356

* 9 7 8 2 3 2 9 6 3 4 0 5 0 *